DE LA

COMPLICATION DIPHTHÉROÏDE

CONTAGIEUSE DES PLAIES

De sa Nature et de son Traitement

PAR

LE DOCTEUR M. TRIBES

INTERNE EN MÉDECINE ET EN CHIRURGIE
DES HÔPITAUX ET HOSPICES CIVILS DE PARIS,
INTERNE A LA MATERNITÉ DE LA MÊME VILLE,
MÉDAILLE DE BRONZE DE L'ASSISTANCE PUBLIQUE (1871),
EX-CHIRURGIEN AIDE-MAJOR DE 1re CLASSE DES MOBILES DU GARD.

PARIS
LIBRAIRIE DE J.-B. BAILLIÈRE ET FILS
19, rue Hautefeuille, près du boulevard St-Germain.

1872

DE LA

COMPLICATION DIPHTHÉROIDE

CONTAGIEUSE DES PLAIES

DE SA NATURE ET DE SON TRAITEMENT.

DE LA

COMPLICATION DIPHTHÉROÏDE

CONTAGIEUSE DES PLAIES

De sa Nature et de son Traitement

PAR

LE DOCTEUR M. TRIBES

INTERNE EN MÉDECINE ET EN CHIRURGIE
DES HÔPITAUX ET HOSPICES CIVILS DE PARIS,
INTERNE A LA MATERNITÉ DE LA MÊME VILLE,
MÉDAILLE DE BRONZE DE L'ASSISTANCE PUBLIQUE (1871),
EX CHIRURGIEN AIDE-MAJOR DE 1re CLASSE DES MOBILES DU GARD.

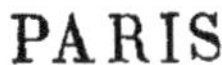

PARIS
LIBRAIRIE DE J.-B. BAILLIÈRE ET FILS
19, rue Hautefeuille, près du boulevard St-Germain.

1872

DE LA

COMPLICATION DIPHTHÉROIDE

CONTAGIEUSE DES PLAIES

DE SA NATURE ET DE SON TRAITEMENT.

INTRODUCTION.

De nombreux exemples de complication diphthéroïde contagieuse des plaies, s'étant malheureusement offerts à notre observation, pendant la triste année qui vient de s'écouler, nous avons choisi ce point de pathologie comme sujet de thèse.

La forme épidémique qu'a prise cette affection, sa fréquence dans tous les endroits où étaient accumulés beaucoup de blessés, ont été les raisons qui nous ont déterminé à l'étudier d'une façon spéciale.

Que nos maîtres, MM. Lefort et Dubrueil, qui ont bien voulu faciliter notre tâche, reçoivent ici l'hommage de reconnaissance que nous sommes heureux de leur rendre.

Pour écrire ces pages, nous avons eu souvent recours aux mémoires de Delpech et d'A.-F. Ollivier, ainsi qu'aux principaux et plus récents ouvrages de pathologie.

Dans la première partie de notre thèse, nous avons envisagé l'historique, les causes, ainsi que les différentes formes et la marche que cette affection peut prendre.

La deuxième portion de notre travail comprend le diagnostic différentiel de cette maladie, et l'analogie qu'elle offre avec certaines autres affections qui nous paraissent être à peu près de même nature qu'elle.

Dans un troisième chapitre nous avons étudié sa nature et son pronostic.

Enfin en dernier lieu, et comme conclusions, nous examinons la série des moyens que l'on peut employer pour combattre cette affection.

Puisse cet essai ne pas paraître trop imparfait à nos juges, et que leur bienveillance nous soit acquise et nous soutienne, en le présentant à leur appréciation.

PREMIÈRE PARTIE.

Définition. — Sous le nom de complication diphthéroïde contagieuse des plaies, nous comprendrons ce qui a été appelé mal d'hôpital, gangrène contagieuse, diphthérite des plaies, typhus traumatique, gangrène nosocomiale, pourriture d'hôpital, ulcération gangréneuse, dégénérescence putride, altération maligne des plaies, et gangrène humide d'hôpital.

C'est une affection ulcéreuse et gangréneuse à la fois, envahissant les plaies récentes ou anciennes, et caractérisée par une eschare humide et ordinairement jaune-grisâtre, très-peu épaisse, pultacée, simulant une fausse membrane recouvrant les bourgeons charnus.

Avec les auteurs du Compendium de chirurgie, nous dirons que cette affection peut se développer aussi sur les tissus d'anciennes cicatrices, ainsi que sur la peau recouverte de son épiderme.

Cette gangrène moléculaire se développe sous l'influence de causes insalubres, le plus souvent épidémiquement ou par contagion.

Elle détruit graduellement les tissus vivants, en allant de la périphérie vers la profondeur des organes : par son processus, elle indique donc déjà qu'elle est de cause externe.

Tout ceci nous conduit donc à éliminer de notre sujet les gangrènes qui peuvent se produire sur une plaie ou à sa périphérie par excès d'inflammation, celles qui peuvent résulter d'une altération du sang, d'une affection générale, d'une oblitération artérielle, ainsi que celles qui procèdent de l'arrêt brusque et persistant de la circulation dans les principaux troncs veineux d'un membre.

Par leur origine et par leur forme, ces gangrènes ne

peuvent pas en effet rentrer dans notre sujet. Au lieu d'être graduelles et de progresser de la superficie vers le centre, elles envahissent assez brusquement toute une portion d'organe, qui se trouve dans une épaisseur ordinairement assez considérable privée de vie. Ces gangrènes sont en outre le résultat d'une affection générale ou locale qui les a précédées et qui persiste souvent avec elles, maladies qui peuvent être : la fièvre typhoïde, le scorbut, le typhus, la fièvre puerpérale, le diabète, la dégénérescence athéromateuse des artères, etc.

Leur marche est bien différente, elles peuvent souvent s'arrêter d'elles-mêmes; on peut prévoir, du moins pour quelques-unes, que malgré une mauvaise thérapeutique, elles n'iront pas au-delà de certaines limites, tandis que, dans l'affection qui va nous occuper, l'art est souvent tout puissant : il s'agit que l'économie tout entière n'ait pas subi un trop grand ébranlement pour que des topiques suffisent seuls à la guérison. Il n'est besoin en un mot que de certaines précautions, d'un pansement approprié pour que le mal soit déraciné entièrement.

Historique. — Quelques articles sur les ulcères sordides et rongeants des plaies, sur les ulcères cacoèthes, indiquent que cette complication n'était pas inconnue des anciens auteurs.

Mais Ambroise Paré est le premier qui l'ait bien observée. Le premier il a reconnu son origine. Pour lui cette affection dépend moins de causes locales que de la constitution humide et chaude de l'atmosphère. Pour lui toutes les autres maladies partagent son caractère délétère et épidémique :

« Ce que bien remarquay, dit-il, à propos des plaies par arquebuse le siége étant devant Rouen, c'est que le vice de l'air altéroit et corrompoit tellement le sang et les humeurs par l'inspiration et transpiration, que les plaies chez seigneurs et soldats en étoient rendues si pourries et si puantes, qu'il en sortoit une fêteur cadavéreuse. »

« Toute plaie contuse, dit-il encore, devant être conduite à suppuration pour être parfaitement guérie, selon la sentence de l'ancien et divin Hippocrate, nous nous sommes efforcé de le faire, et toutefois nous n'en sommes pas venu à bout à cause des mortifications, gangrènes et pourritures qui s'y sont placées par le moyen de l'air vicié. »

Plus tard, en 1783, Pouteau qui avait été atteint de la gangrène humide, pendant qu'il était élève à l'Hôtel-Dieu où elle sévissait d'une façon continue, publia ses recherches sur les symptômes de cette affection et sur les remèdes propres à la combattre.

Un grand nombre de travaux anglais, français et allemands, appartenant à Dussaussoy de Lyon, de la Motte, Gerson, Pitha, Thomson, Home et Blackader, et résultats d'observations d'épidémies ayant régné dans les hôpitaux civils ou militaires, dans les ambulances des armées, viennent peu à peu compléter l'histoire de la gangrène nosocomiale.

En 1815, Delpech décrit les différentes formes que cette affection peut revêtir au début.

A.-F. Ollivier en 1822 publie un mémoire dans lequel il démontre sa contagiosité.

Enfin en 1860, le Dr Boussuge étudie dans sa thèse la diphthéroïde à la surface des plaies des muqueuses.

Siége. — Toutes les solutions de continuité anciennes ou récentes peuvent en être affectées . les plaies par instrument tranchant, comme les plaies contuses. Pourtant certains auteurs, Groh entre autres, reconnaissent que les plaies contuses, les meurtrissures, y sont plus fréquemment sujettes que d'autres, plus souvent que les plaies par armes à feu qui possèdent une eschare protectrice, ou celles par instruments tranchants et facilement réunissables. (Follin, Traité de pathologie externe.)

La pourriture d'hôpital atteint surtout les plaies qui sont étendues en largeur, et qui par conséquent offrent de nombreux points de contact aux matériaux de l'infection.

Les plaies larges, les plaies de vésicatoire, les ulcères simples, comme les ulcères spécifiques, peuvent s'en compliquer.

Avec Follin et les auteurs du *Compendium de chirurgie* nous dirons encore que les cicatrices récentes, quelques membranes muqueuses déchirées coutuses, peuvent en être frappées, ainsi que la peau dépourvue ou non de son épiderme.

Follin signale dans son traité de pathologie une variété de pourriture d'hôpital qui se présente fréquemment sur la muqueuse vaginale dénudée. Il a eu, dit-il, nombre de fois à l'observer dans le service du professeur Jobert (de Lamballe) sur des femmes atteintes de fistules vésico-vaginales. Qu'il nous soit permis de parler à côté de ces faits de l'état diphthéroïde de certaines ulcérations placées à la face interne des joues ou sur les gencives, et qui constituent une des formes de stomatite ulcéro-membraneuse contagieuse.

Etiologie. — Avec les auteurs du *Compendium de chirurgie*, nous allons diviser l'étude de cette question en deux points : nous considérerons d'abord les circonstances au milieu desquelles naît la pourriture d'hôpital, ensuite son mode de propagation une fois qu'elle a fait sa première apparition.

1° D'après eux, comme d'après tout ceux qui ont écrit sur la question qui nous occupe, cette maladie se montre le plus souvent dans tous les endroits qui renferment un grand nombre de blessés et de malades et particulièrement dans les hôpitaux les plus encombrés, et qui ne sont pas par leur situation ou leur organisation dans les meilleures conditions de salubrité.

L'accumulation de blessés dans le même espace est donc la condition qui paraît exercer une influence des plus fâcheuses sur son développement. C'est une des causes occasionnelles de sa naissance. L'emplacement de l'hôpital dans un lieu bas, humide et marécageux est encore une circonstance qui, s'ajoutant à la précédente, favorise l'éclosion de cette maladie.

On comprend en effet que toutes ces conditions réunies amènent l'altération de l'air, et que cet air ainsi corrompu par des miasmes de toutes sortes, par les émanations que dégagent les matières stercorales et urineuses, les exhalaisons s'échappant de la poitrine de tant d'individus réunis, d'ulcères et de plaies de toutes sortes, doive agir d'une façon nuisible sur les surfaces traumatiques qu'il baigne, amener la dégénerescence putride des blessures qu'il environne, en même temps qu'affaiblir l'économie tout entière des individus qui le respirent.

Toutes ces émanations putrides, ces ferments ou corpuscules miasmatiques d'origine animale en suspension dans l'air constituent, en effet, la véritable cause déterminante de cette complication.

Ceci nous explique comment la complication diphthéroïde contagieuse des plaies est si commune à bord des vaisseaux, dans les prisons, en temps de guerre, dans les ambulances et dans les hôpitaux.

Autrefois elle était beaucoup plus fréquente que maintenant dans les grands hôpitaux : Percy, Deschamps, nous apprennent en effet qu'elle sévissait d'une façon à peu près continue dans certaines salles de l'Hôtel-Dieu de Paris, à la Charité de la même ville, dans certains lits plus mal placés que d'autres et voisins d'endroits d'où pouvaient se dégager des matières miasmatiques capables de donner à l'air ses qualités virulentes. Pendant l'épidémie que Delpech a observée et décrite, les blessés couchés près des salles de fiévreux furent les premiers atteints de cette complication, et chez eux la forme de cette affection était d'autant plus grave qu'ils en étaient moins éloignés. Dans une des salles de chirurgie de la Charité, cette altération se montrait par intervalles assez répétés, toujours sur le malade couché dans un lit placé à l'une des extrémités de la salle, à côté d'une fontaine : la fontaine ayant été enlevée, cet accident ne se manifesta plus.

Aujourd'hui que les hôpitaux sont en plus grand nombre, et réunissent avec une meilleure organisation des améliorations hygiéniques importantes d'aération, de régime et de construction, la dégénerescence putride des plaies ne s'observe qu'assez rarement.

L'emploi plus répandu des antiputrides arrête assez promptement les cas isolés qui apparaissent. Il faut des circonstances exceptionnelles analogues, à celles que nous venons de traverser, pour qu'elle se montre sur un grand nombre de surfaces traumatiques. Si elle se voit en temps ordinaire, c'est toujours de loin en loin. On dispose actuellement de moyens beaucoup plus efficaces qu'autrefois pour la combattre. Mais leur action paraît d'autant plus énergique que le milieu dans lequel se développe cette affection ne réunit plus autant de qualités délétères : le nombre des malades et blessés venant dans les hôpitaux étant aujourd'hui proportionnellement moindre, et l'hygiène publique et privée s'étant perfectionnées avec l'accroissement de la richesse générale.

Aussi, dès qu'autour d'un blessé placé en dehors d'un hôpital, isolé, les conditions d'une bonne hygiène touchant l'aération, la propreté et la lumière, l'alimentation, etc., ne sont pas réunies, l'air qui baigne la plaie de cet individu acquiert suffisamment de qualités délétères pour la contaminer et pouvoir lui communiquer les caractères de la gangrène humide. M. Danillo a vu ainsi cette maladie se développer spontanément sur une femme très-misérable qui habitait un lieu bas et humide et se pansait plusieurs fois de suite avec le même linge. Dans son traité du typhus traumatique (p. 161), M. Ollivier cite aussi un homme habitant jour et nuit un passage fort sombre, lequel se présenta en 1816 à l'Hôtel-Dieu avec une plaie à la jambe offrant tous les caractères qui appartiennent à la pourriture d'hôpital, et qui fut traitée comme telle par Dupuytren.

Les différentes conditions que nous venons de considérer comme propres à engendrer le miasme produisant la complication diphthéroïde contagieuse des plaies, peuvent exister sans que tous les individus qui y sont soumis en subissent l'influence : mais. quand ce miasme s'est produit, le plus grand nombre des plaies à la surface desquelles il se dépose sont atteintes de gangrène humide ; celles qui ne subissent pas sa puissance sont bien rares et constituent d'heureuses exceptions.

Ces exceptions seront d'autant plus rares que l'état de l'atmosphère viendra ou non donner une plus grande intensité à l'action des causes que nous avons vues être favorables à la genèse de cette maladie.

Ce miasme d'origine animale subit en effet les mêmes vicissitudes que les miasmes paludéens que l'on peut considérer comme étant d'origine exclusivement végétale. Comme eux, il sera d'autant plus actif que la chaleur et l'humidité de l'air seront plus grandes. Et, bien que des auteurs très-recommandables nient l'influence exercée par la saison, le climat et la température, bien que des épidémies de cette maladie se soient montrées en Europe dans presque toutes les contrées et par les températures les plus opposées, depuis 14 degrés au-dessous de zéro (à Metz), pendant l'hiver de 1813 à 1814) jusqu'à 32 et 36 degrés au-dessus (en Andalousie dans l'été de 1810), nous croirons avec Ambroise Paré (voir paroles citées plus haut), avec Dussausoy, de Lyon, avec A.-F. Ollivier, qu'elle sévit d'une façon d'autant plus intense que la saison est plus chaude et que le vent du midi souffle depuis longtemps. Elle éclate surtout pendant les étés et les automnes pluvieux, et dans les climats chauds, humides et marécageux. Alors principalement elle exerce ses ravages.

De tous les blessés exposés à ces agents de virulence, ceux qui sont débilités par une mauvaise alimentation, le froid, des excès ou des fatigues antérieures, sont les premiers atteints. Il en est de même de ceux qui présentent, en même temps qu'une surface traumatique étendue, un état morbide général tel que le scorbut, la fièvre typhoïde, l'embarras gastrique fébrile, muqueux ou bilieux, le typhus, etc. Ceux-là opposeront moins de résistance à l'invasion du mal.

2° Maintenant que les principaux éléments de production première de cette gangrène ulcéreuse et virulente nous sont connus, étudions son mode de propagation, la manière dont elle se répand. Examinons comment, dès que la maladie a paru sur un seul blessé ou sur plusieurs à la fois, elle se multiplie et fait chaque jour de nouvelles victimes parmi ceux que la vigueur de leur constitution ou telle autre circonstance avait jusque-là préservés de l'influence maligne des circumfusa.

Cette propagation est due : d'abord à la continuité d'action des causes qui ont provoqué la première manifestation de cette maladie, ensuite à la contagiosité de cette affection, propriété qui ne peut plus être mise en doute aujourd'hui, et qui seule peut entretenir son existence, alors même que les conditions qui lui ont donné naissance n'existent plus.

Il y a plusieurs modes de transmission de la maladie. Une fois qu'elle s'est déclarée, elle peut se propager :

1° Par une inoculation directe, au moyen d'une piqûre faite avec une lancette, une épingle ou un instrument aigu chargé de la matière putride recueillie à la surface d'une plaie infectée.

2° Par la déposition de la matière putride à la surface d'une solution de continuité au moyen d'instruments insuffisamment nettoyés et ayant servi à panser des blessés atteints de pourriture d'hôpital..

3° Par l'application à la surface d'une plaie saine de charpie ou de linge ayant séjourné dans une salle de blessés atteints de pourriture d'hôpital.

4° Par des émanations de l'atmosphère de ces mêmes blessés se propageant directement dans un endroit voisin, ou transmises par les vêtements du chirurgien et des élèves attachés à leurs soins.

Ces propositions résultent de l'observation attnetive et rigoureuse des faits suivants, relatés par Delpech, Thomson, Ollivier et Blackadder.

Si un individu atteint de complication diphthéroïde et contagieuse d'une plaie est reçu dans une salle d'hôpital qui jusque-là en était exempte, la maladie gagne d'abord les blessés voisins et va de proche en proche jusqu'aux plus éloignés. Si, dans une salle où existent plusieurs individus attaqués de cette maladie un d'entre eux est plus gravement affecté que les autres, celle-ci se répand autour de lui, et acquiert en rayonnant une forme plus grave et plus étendue qu'autour des malades atteints. Lorsqu'enfin on éloigne ceux qui en sont affectés des autres blessés exempts d'infection, la maladie est arrêtée dans son extennsion au moins pour un certain temps.

Percy, Richerand, Dupuytren, ainsi que M. Thomas (thèse de Paris, 1815), M. Willamme, chirurgien en chef des armées de l'Empire en Espagne, s'élèvent pourtant contre la contagiosité de cette affection. Ils ont observé que la peau saine, rubéfiée par un sinapisme, dépouillée de son épiderme par l'effet d'un vésicatoire ou d'une brûlure, a pu rester impunément en contact avec des linges imprégnés de matières putrides provenant de gangrène nosocomiale : il en a été de même pour des ulcères, suites de plaies d'armes à feu, et pansés avec de la charpie ayant servi à des plaies atteintes de cette complication et seulement lavée à froid. Enfin l'inoculation de la matière putride, tentée sur des individus et sur des animaux, n'a pas réussi ; ne voit-on pas ensuite des individus ayant deux plaies dont l'une seulement dans une minime portion, est affectée de typhus traumatique.

Tous ces arguments négatifs ne détruisent pas des faits positifs : ne voit-on pas du reste, au milieu des épidémies de maladies contagieuses, des individus rester réfractaires à toutes les causes d'infection, et échapper à toutes les influences malfaisantes au milieu du foyer de la contagion ? Et si nous ne sommes pas convaincus par le cas de Pouteau qui, étant élève à l'Hôtel-Dieu, contracta la gangrène humide sur une petite plaie qu'il avait à la main, alors qu'il soignait des blessés atteints de cette maladie, constatons avec Thomson, Bérard et M. le professeur Denonvilliers, que des individus l'ont prise pour avoir partagé seulement peu de temps le lit de personnes frappées de ce mal, ou pour avoir couché dans une chambre ou dans un lit récemment évacués par des blessés atteints de cette complication. On ne peut plus enfin conserver la moindre hésitation après la courageuse expérience faite sur lui-même par l'auteur du typhus traumatique. Placé dans une ville d'Espagne où la maladie avait cessé de régner, M. Ollivier quitta ce lieu pour aller loin de là chercher le virus. Il se fit inoculer la maladie par un de ses collègues au moyen de trois piqûres. La matière qui servit à l'inoculation, brûnâtre et semblable à une bouillie faite d'eau et de tabac, provenait d'un jeune soldat qui avait succombé à cette affection. Pour retourner chez lui, M. Ollivier fit un voyage à cheval de deux jours. Le troisième jour après l'inoculation, la gangrène nosocomiale se déclara avec tous ses caractères et ne put être arrêtée que par la cautérisation, qui fut faite par MM. Saint-Marc et Leproust, chirurgiens militaires. Après un fait aussi important qui corrobore toutes les autres observations, la contagiosité de la gangrène humide d'hôpital devient indiscutable : elle est entièrement démontrée.

Comme preuve dernière à l'appui de l'action primitivement locale de la pourriture d'hôpital, citons encore les deux faits suivants, dont l'un appartient à Delpech, et l'autre à M. le professeur Broca.

Delpech, pendant que l'épidémie sévissait à l'Hôtel Dieu de Montpellier, soignait dans la ville un individu qu'il avait opéré d'un sarcocèle. La dégénérescence putride de la plaie de ce malade se produisit, bien qu'il fût placé dans les meilleures conditions hygiéniques possibles. Delpech attribua dans ce cas sa contamination à ce qu'il avait gardé, en venant visiter ce malade le même habit qu'il portait à l'hôpital.

Enfin M. Broca, pendant l'été de 1854, vit à l'Hôtel-Dieu de Paris, dans le service du professeur Laugier, la dégénérescence putride attaquer un certain nombre de blessés. Mais ceux dont les plaies purent être recouvertes à temps par de la baudruche fixée avec un enduit gommeux échappèrent à la contagion de la maladie.

Tout en tenant compte de la contagion, nous n'oublions pas cependant qu'au milieu d'une grande quantité de blessés l'infection miasmatique peut être assez grande pour frapper simultanément un certain nombre de plaies. La gangrène humide d'hôpital revêt alors le caractère épidémique.

Dans ces circonstances, la maladie se développe en même temps que d'autres affections nosocomiales internes ou externes, telles que l'érysipèle, l'ophthalmie granuleuse, la péritonite puerpérale, le scorbut, la variole, la dysentérie épidémique, le typhus, toutes affections qui doivent aussi leur origine à une infection miasmatique.

Ceci bien établi, examinons maintenant comment procède la complication diphthéroïde contagieuse des plaies.

Symptômes et marche. — Il faut un certain temps pour que la plaie qui a été exposée à subir la dégénérescence qui nous occupe manifeste son altération. La période qui sépare le moment de la contamination de celui où la maladie apparaît a une durée de trois jours. Cette limite est celle que Thomson, Delpech et d'autres auteurs croient pouvoir assigner à l'incubation. Ce fut aussi à la fin du troisième jour que se montrèrent les premiers symptômes de la maladie chez M. Ollivier.

Qu'une remarque importante nous soit permise ici. Constatons que, pour le virus produisant la complication diphthéroïde contagieuse des plaies, comme pour le virus de la pustule maligne, le virus vaccin et dans certains cas le virus varioleux, et autres, les actes morbides procèdent à peu près de la même manière. Le virus inséré amène sur place la production du même virus. C'est localement en un mot, sur la surface traumatique même qu'il est engendré; et ce n'est qu'après avoir passé de la surface des tissus sur lesquels il a pris naissance dans le torrent circulatoire, par l'intermédiaire des lympathiques et du système veineux, qu'alors apparaissent les modifications générales. Jusque-là rien dans le sein de l'organisme n'annonce qu'il y est recélé. Rien ne prouve que l'économie tout entière en ait été imprégnée pour devenir apte à le produire. Ce n'est plus ainsi que se passent les choses quand les substances, miasmatiques et virulentes à la fois, pénètrent dans l'organisme par les voies respiratoires ou digestives.

Nous reviendrons sur ce point d'observation quand nous traiterons de la nature de cette affection et des qualités que les matières miasmatiques paraissent posséder pour amener cette complication.

Pour le moment notons qu'avant l'apparition, sur la plaie, de la gangrène humide d'hôpital, il n'y a ni frisson ni fièvre, ni aucun trouble morbide général annonçant l'arrivée de la maladie.

Le premier symptôme par lequel la complication diphthéroïde contagieuse des plaies débute, est une douleur assez vive dans un point ou sur toute la superficie de la solution de continuité. Cette douleur peut être comparée à celle que produit une légère cautérisation : elle est cuisante et continue. Sur la surface où elle siége et qui va être envahie, la suppuration se concrète et se tarit : la plaie en cet endroit devient sèche. En même temps les bourgeons charnus prennent l'aspect rouge violacé de vermeils et d'humides qu'ils étaient auparavant. Ceux qui vont être envahis se recouvrent, très-peu de temps après ce changement de coloration, d'une sorte de pellicule humide de couleur gris-jaunâtre, ayant un peu l'apparence d'une fausse membrane fibrineuse mais en différant par son aspect irrégulier, tomenteux, sa consistance friable, et par son adhérence extrême aux parties sous-jacentes auxquelles elle est intimement liée, dont elle fait manifestement partie.

La maladie marche ensuite de trois façons différentes. Elle affecte trois modes de progression distincts. Ce qui fait que les auteurs lui assignent trois variétés qui sont : la forme ulcéreuse, la forme pulpeuse, et la forme vésiculo-pustuleuse.

1° Dans la première forme dite *ulcéreuse* par Delpech, la douleur affecte ordinairement un ou plusieurs points circonscrits de la plaie. Presque immédiatement après, au niveau de chacun de ces points douloureux, la plaie se déprime, se creuse d'une petite excavation circulaire, à bords aigus et relevés, de coloration vineuse. Le fond de cette excavation est occupé par une sorte de bouillie pulpeuse, un ichor fétide, jaune-brunâtre et tenace, qu'on enlève par le lavage à l'eau simple, ou par le frottement. Une fois cet ichor enlevé, on s'aperçoit que les bourgeons charnus ont pris au-dessous un aspect particulier. Leur saillie est d'abord beaucoup moindre : au lieu d'être hémisphériques ou fongiformes comme à l'état normal, on constate à la loupe qu'ils sont coniques et très-courts, à sommet brunâtre, comme roussi (Delpech). C'est donc par suite de leur ulcération que s'est formée cette sorte de fausse membrane adhérente qui les recouvre et qui n'est pas une exsudation fibrineuse, mais bien le produit de la destruction de la gangrène moléculaire et humide de leur tissu. Peu à peu chacune des ulcérations gagne en profondeur et en surface. En s'agrandissant, les points ulcéreux se rapprochent, se touchent, se confondent, et la maladie marche alors avec plus de rapidité qu'elle ne l'avait fait tant qu'ils étaient restés isolés. Certains points de la plaie envahie restent pendant ce temps ordinairement intacts : la suppuration y garde ses caractères légitimes ; la cicatrisation s'y fait, comme si rien d'extraordinaire ne s'accomplissait à coté. Mais, dès que la pourriture d'hôpital arrive sur les bords de la solution de continuité, elle prend une activité nouvelle, elle marche et s'étend avec rapidité : ayant affaire à des tissus de nouvelle formation, à des tissus jeunes ou superficiels, son œuvre de destruction est plus prompte, plus facile. De proche en proche, la peau et les tissus placés au-dessous se détruisent comme par une combustion lente et continue, laissant toujours pour résidu de leur ustion, la matière fétide, molle, gris-brunâtre, tenace et diphthéroïde. Mais toujours, pendant qu'une portion des bords est envahie, la cicatrisation continue à se faire sur les parties restées indemnes.

Dans certains cas la forme ulcéreuse s'étend d'emblée à toute l'étendue de la surface suppurante ; mais c'est là le cas le plus rare. Ordinairement cette variété est limitée à un point circonscrit de la plaie, et ce point est plus fréquemment rapproché des bords de la plaie que de son centre.

La marche de cette variété est plus ou moins lente. Généralement cependant elle est plus rapide que celle de la forme pulpeuse; plus promptement qu'elle, elle envahit et détruit les tissus sains.

2° La seconde forme que peut revêtir la complication diphthéroïde contagieuse des plaies a été nommée *pulpeuse* par Delpech, Dussausoy et tous les autres chirurgiens qui ont écrit sur cette maladie. Elle est plus fréquente que la précédente. Comme elle, elle peut être circonscrite à un point de la plaie ou étendue à toute sa surface. Ordinairement cependant elle envahit du coup une portion assez considérable de la solution de continuité. Comme la variété précédente, elle s'annonce par une douleur très-aiguë qui s'accompagne d'une coloration violacée des bourgeons charnus. Ces phénomènes précurseurs durent un ou deux jours. A la surface de la plaie, dans les points envahis, on voit alors s'étaler une couche blanchâtre ou grise, demi-transparente qui fait corps avec les tissus sous-jacents, et que l'on pourrait comparer à du pus concret. Cette couenne fétide est toujours adhérente à la surface de la plaie et ne peut en être séparée que par une sorte de dissection ou par des frottements qui augmentent la douleur et amènent un petit écoulement de sang. Elle s'étend assez rapidement au point d'envahir bien vite toute la surface suppurante ; mais, parvenue sur ses bords, elle ne les attaque pas aussi vivement. Ceux-ci ne sont pas rongés et détruits par elle, comme dans la variété précédente. La pellicule cicatricielle, qui allait gagnant le centre, s'arrête seulement dans sa marche, ou, si elle est désorganisée, la partie de la peau sur laquelle elle prenait naissance est très-lentement envahie. Les jours suivants, la couche membraniforme acquiert une plus grande épaisseur. On ne distingue plus au-dessous d'elle la coloration violacée des bourgeons charnus. La plaie fournit alors peu de suintement, mais demeure toujours douloureuse. Entre le huitième et le quinzième jour la douleur s'y ravive, les téguments s'épaississent, se soulèvent, deviennent rougeâtres dans les points qui touchent à l'exsudation, et la pulpe qui constitue celle-ci se ramollit et se transforme en une sorte de putrilage jaunâtre et mollasse délayé dans une petite quantité de liquide citrin. C'est surtout la portion la plus superficielle qui subit cette dégénérescence putride. Les couches sous-jacentes restent unies et en quelque sorte confondues avec les tissus vivants : elles vont sans cesse s'augmentant aux dépens de celles-ci et font tous les jours de nouveaux progrès en profondeur : parfois toute l'épaisseur mortifiée de la plaie se détache de sa surface, d'une façon complète, et laisse au-dessous d'elle une plaie inégale, dure et sanguinolente, dont les confins sont taillés à pic. Mais c'est pour peu de temps. Si un traitement approprié n'est pas fait, une nouvelle ulcération se produit, toujours précédée d'exsudation membraniforme envahissant les tissus détergés. La maladie gagne en profondeur, suivant toujours la même marche, c'est-à-dire gangrène moléculaire et chute des portions qui ont subi cette destruction, après fonte putrilagineuse. Au moment où ces tissus frappés de mort subissent la dégénérescence putride, ils laissent s'échapper de leur intérieur les liquides qu'ils contenaient : c'est ce liquide qui constitue, mêlé aux particules solides et à un peu de sang, l'ichor jaune-grisâtre qui baigne l'eschare et en entraîne les débris.

A côté de cette forme dite pulpeuse, qui avec la variété ulcéreuse se présente le plus fréquemment, signalons-en une autre qui en est une nuance et qui a été appelée *pulpeuse hémorrhagique* par Delpech, Percy et M. Ollivier, Dans cette variété la couche diphthéroïde est pénétrée d'une quantité de sang assez grande pour prendre quelquefois l'aspect d'une masse de sang coagulé. Les exhalaisons sanguines à travers les vaisseaux ont été ici très-abondantes. Mais la pulpe sanguinolente qui recouvre les bourgeons charnus est toujours très-adhérente aux tissus sous-jacents, comme dans les autres formes. La douleur beaucoup plus vive ne se borne pas aux points envahis : une sensibilité excessive s'empare de toute la plaie ; les bourgeons charnus sont d'un rouge foncé et saignent avec la plus grande facilité. Le pus qu'ils sécrètent en très-petite quantité est sanguinolent; enfin le mal fait en peu de temps des progrès effrayants. De grosses artères, des muscles, des portions de membre ont été détruits avec une très-grande rapidité.

3° Quand la maladie a été inoculée comme dans le cas de M. Ollivier, ou que la matière virulente a été appliquée à la surface de la peau dénudée de son épiderme par un vésicatoire, comme l'a fait Blackadder, elle revêt au début la forme vésiculo-pustuleuse. C'est ainsi qu'elle apparaît aussi quand elle commence sur la peau pourvue de son épiderme ou sur un tissu de cicatrice, quand elle semble alors être le résultat d'un état général de l'économie. Suivant Follin, Dowal, Ollivier et Trotter, cette forme serait excessivement fréquente. Follin dit même que presque toujours la complication diphthéroïde contagieuse des plaies débuterait ainsi. Selon lui, dans bien des cas, la lésion commencerait par l'exsudation d'une pulpe gris-rougeâtre sous la couche la plus superficielle de la plaie ou sous la pellicule cicatricielle récente.

Ces petites vésico-pustules se distendent et rompent bientôt d'elles-mêmes leur mince membrane d'enveloppe; la matière exsudée se trouve ainsi mise à nu à la surface d'une petite ulcération qui va s'agrandissant comme dans la variété ulcéreuse de la maladie.

Cette variété vésiculo-pustuleuse serait surtout, d'après Follin, la forme qui se produirait le plus fréquemment à la surface des ulcères ou des cicatrices récentes. Nous avons eu l'occasion d'observer, dans le service de M. le professeur Le Fort à l'hôpital Cochin, des vésico-pustules analogues à celles que décrit Follin. Ces vésico-pustules étaient placées tout à fait sur les bords d'un ulcère simple de la jambe qui fut attaqué de pourriture d'hôpital. Elles se développèrent sous la pellicule cicatricielle qui commencait à se former; et leur apparition coïncida avec celle de la forme dite pulpeuse de la gangrène humide au centre même de la plaie. Leur marche ulcérative fut peu rapide, et l'exsudation qu'elles fournirent n'eut pas le temps de se confondre avec l'eschare que la gangrène humide avait développée sur la superficie des bourgeons charnus.

Que la maladie ait débuté par la forme pulpeuse, ulcéreuse ou vésiculo-pustuleuse, son résultat est toujours le même. Elle aboutit perpétuellement à une gangrène ulcéreuse et moléculaire de la surface de la plaie sur laquelle elle siége. Son eschare savonneuse, toujours très-mince, constitue la masse pulpeuse ou fongueuse qui recouvre l'ulcération qu'elle détermine : elle est toujours très-adhérente aux organes qu'elle recouvre, et subit, à mesure que la maladie gagne en profondeur, la dégénérescence, putride, laissant à peine de résidu. Sous son étreinte, les organes se détruisent comme par une espèce d'ustion, de même que ces papiers légers qui, une fois en ignition, brûlent sans presque laisser de cendres.

Indiquons maintenant une remarque que nous ne trouvons pas mentionnée dans les auteurs, et qui nous seras utile pour l'interprétation des phénomènes morbides et l'étude de leur nature. Elle a trait aux réactions chimiques que possèdent les tissus attaqués par la complication diphthéroïde contagieuse des plaies : quand on nettoie avec de l'eau tiède la partie malade et qu'on enlève par le frottement, avec un linge un peu rude, les tissus mortifiés ayant subi la dégénérescence putride, si on place à la surface de l'ulcération un papier bleu de tournesol, voici ce que nous avons toujours constaté : ce papier réactif revêt aussitôt une coloration rouge pelure d'oignon révélant l'acidité très-marquée des liquides contenus dans les portions les plus superficielles des solides formant le fond de l'ulcération.

Si des parties de la plaie sont restées indemnes à côté de celles qui sont malades, pour ces îlots on constate les mêmes réactions que sur toutes les plaies qui ne sont pas atteintes de la complication que nous étudions : sur ces solutions de continuité saines et tendant à la cicatrisation, le papier bleu de tournesol garde sa coloration, tandis que le rouge prend immédiatement une teinte bleu foncé indiquant l'alcalinité des liquides qui baignent leur surface.

Le résidu, l'eschare laissée par cette gangrène moléculaire successive présente au microscope, d'après MM. Follin, Cornil et Ranvier, des fibres de tissu cellulaire mélangées au sein d'une substance amorphe, à des faisceaux musculaires en partie détruits, à du pus et à des filaments de fibrine. L'examen que nous avons fait, avec mon collègue Henry Marais, de la fausse membrane de la variété pulpeuse, nous a montré, au milieu de la matière amorphe constituant le stroma de cette sorte d'exsudat, des filaments de fibrine en petit nombre, englobant des leucocytes dans leurs mailles et dans leur épaisseur. Ces leucocytes étaient granuleux, ainsi que la matière amorphe dans laquelle ils étaient plongés ; et leurs granulations, d'un assez gros volume et noirâtres, ressemblaient à de petites molécules de charbon. Nous rapprocherons ces granulations pigmentaires de celles que le docteur Demme (de Genève) a remarquées le premier dans les tissus sphacélés ; pour nous, ces globules de pus ainsi altérés ressemblaient à ceux que l'on trouve dans les liquides expectorés par les individus atteints de catarrhe chronique des bronches.

Marche. — Quand la solution de continuité, atteinte par cette maladie, est à peu près complétement envahie, dès que sa circonférence est entamée, avons-nous dit plus haut, elle progresse avec une extrême rapidité. L'ulcération s'étend à la fois dans tous les sens sans respecter aucun tissu, détruisant tout ce qu'elle rencontre : ses bords se durcissent et se renversent; les parties voisines s'infiltrent; une inflammation érysipélateuse ou phlegmoneuse se déclare et lui donne une nouvelle intensité. La peau, les muscles, le tissu cellulaire sont les parties qui cèdent le plus promptement au mal. Les tendons et les aponévroses opposent une certaine résistance à l'envahissement couche par couche de la maladie; mais, au bout de quelque temps, ils sont eux-mêmes saisis par la complication diphthéroïde contagieuse de la plaie dans laquelle ils sont à nu. Ils se gangrènent alors par portions assez considérables, formant de véritables eschares dures et épaisses, ou bien se réduisant, comme les autres tissus, en une sorte de pâte visqueuse dans laquelle il n'est plus possible de reconnaître de traces de leur organisation. La peau peut aussi, de même qu'eux, en perdant les vaisseaux qui la nourrissent, se sphacéler par lambeaux. Les petits vaisseaux corrodés et détruits laissent suinter une plus ou moins grande quantité de sang qui, se mêlant aux détritus, leur donne une couleur brûnâtre et une fétidité très-grande. Les grosses artères se perforént aussi; leur tunique externe permet à la pourriture d'hôpital d'aller ulcérer quelquefois plus haut que la solution de continuité le tissu des vaisseaux, et des hémorrhagies répétées et très-abondantes peuvent ainsi amener la mort des malades. Les vaisseaux lymphatiques peuvent aussi s'enflammer et amener dans les ganglions auxquels ils aboutissent une suppuration qui quelquefois se tarit et qui d'autres fois, au contraire, fait place à la gangrène humide nosocomiale.

Les os sont frappés de nécrose le plus souvent, de carie dans certains cas. Les articulations peuvent aussi être ouvertes, et les cartilages, se détachant par parcelles ou en totalité, livrent les extrémités osseuses de l'article à l'action du mal.

Avec tous ces désordres, avec la destruction des vaisseaux et des nerfs, il peut se faire que toutes les parties situées au-dessous du siége du mal soient frappées de mort. Delpech dit avoir observé ainsi plusieurs fois le sphacèle du pied.

Symptômes généraux. — Tant que la complication diphthéroïde et contagieuse des plaies n'exerce pas de grands ravages, ne prend pas un grand développement, on n'a pas à constater, chez les individus qui en sont atteints, de troubles généraux. La face est seulement un peu pâle. Mais, dès que la marche envahissante de la maladie gagne une large surface ou amène la destruction d'organes importants, aussitôt survient la réaction générale.

Cette réaction revêt le caractère inflammatoire si la maladie se déclare chez les individus vigoureux, de constitution robuste. Chez eux alors la face se colore ; des alternatives de frissons et de sueurs se produisent en même temps qu'apparaissent la fièvre, l'insomnie, l'agitation, le dégoût pour les aliments, et quelquefois même du délire.

Si, au contraire, ce qui est le cas le plus fréquent, la maladie éclate et prend, dès le début, une forme maligne chez des individus débilités par des fatigues très-considérables ou de longues privations, ou une suppuration abondante, les phénomènes généraux suivent de près l'invasion et revêtent alors la forme adynamique.

Ceux qui, étant doués de beaucoup de force et chez lesquels on n'est pas parvenu à enrayer les progrès de la maladie locale, ont été débilités par la fièvre, passent par les mêmes péripéties, après la réaction franchement inflammatoire.

Les douleurs du côté de la plaie deviennent ensuite plus vives. Le pouls, d'abord précipité, est ensuite intermittent, irrégulier. La langue blanche et sèche se refroidit; quelquefois elle se couvre de fuliginosités. Il survient de la céphalalgie et de la soif. Des soubresauts de tendons se manifestent. L'épigastre devient douloureux. En même temps que la prostration apparaît, il y a aussi souvent du tremblement, des oscillations dans les mouvements, de l'ataxie. Des envies de vomir se montrent. Elles sont quelquefois suivies de régurgitations peu abondantes et glaireuses. Ensuite les aliments et les médicaments ne sont pas tolérés longtemps par l'estomac. Le ventre se déprime, une diarrhée colliquative etglaireuse achève d'affaiblir davantage le malade. Si une amélioration ne se produit pas à ce moment, la prostration musculaire augmente. Les évacuations se font rares ou se suppriment; la circulation ne se fait plus bien, la physionomie prend l'empreinte de la tristesse, le corps s'amaigrit, les extrémités et la face se cyanosent et se refroidissent. L'haleine est fétide, a une odeur semblable à celle de l'eschare placée à la surface de la plaie; l'affaiblissement devient extrême. Les malades sont plongés dans une sorte d'apathie et d'insensibilité qui les rend indifférents à tout ce qui se passe autour d'eux. Leur seul désir est d'être laissés tranquilles. L'affaissement augmente de plus en plus, et enfin la mort survient et met un terme à leurs souffrances.

Peu de temps après la mort, la putréfaction s'empare des organes: elle commence par les parties les plus voisines de l'altération locale. Pour les cadavres de ceux qui ont succombé à cette affection, il se passe, au point de vue de la décomposition rapide, quelque chose d'analogue à ce qui se produit chez les individus qui ont été tués par la foudre.

L'ensemble des accidents généraux que nous venons d'envisager prend donc finalement chez la plupart des malades une apparence cholériforme. La complication diphthéroïde contagieuse des plaies a été dénommée en effet, par certains aute rs, *choléra des plaies*. Signalons de nouveau sa coïncidence avec le typhus, le choléra et autres affections générales miasmatiques. Cette coïncidence nous indique que ces différentes maladies ont une origine commune. L'altération des substances qui les font éclore est pour nous identique. Leur voie d'entrée dans l'économie seule varie. Et si nous tenons compte de la quantité des matières altérées, de l'intensité d'altération qu'elles possèdent, ainsi que de leurs modes d'introduction, nous nous expliquerons un peu les différences qui existent dans les manifestations de ces maladies, qui nous apparaissent reliées entre elles par bien des points communs.

En dernière analyse, les diverses façons de réagir de l'organisme entier, les modifications qu'il éprouve pendant qu'une de ses parties est attteinte de gangrène nosocomiale, bien que présentant de nombreuses nuances, sont susceptibles d'être rangées en deux catégories se succédant plus ou moins rapidement. Elles forment deux périodes distinctes dans leur apparition : la première consiste dans une sorte de réaction sympathique de l'économie, excitée par la violence de l'altération locale, dans la seconde, nous voyons seulement des manifestations de l'infection générale qui peut aller jusqu'à la production spontanée de plaques et d'eschares gangréneuses dans des points très-éloignés de la région primivement affectée. Ces symptômes locaux secondaires, ainsi que le font remarquer les auteurs du Compendium de chirurgie, sont entièrement comparables au charbon pestilentiel et aux ulcères vénériens consécutifs. Ils constituent l'expression d'un état d'intoxication générale, que M. Ollivier a appelé *pourriture d'hôpital constitutionnelle.*

Durée de la maladie. — A l'état sporadique, la pourriture d'hôpital n'a le plus souvent qu'une médiocre gravité et ne dure ordinairement que dix à quinze jours. Après ce laps de temps, la plaie se trouve dans l'état où elle était avant l'invasion de la maladie. Tout le travail qui se produit en elle tend à la cicatrisation.

A l'état épidémique, sa durée est en moyenne d'un mois; elle est sujette à récidive. D'autres fois, au contraire, mais rarement cependant, si le traitement n'a pu diminuer son intensité, elle a une rapidité inouïe. Alors la plaie offre un aspect horrible. Sa couleur est brune, violette, noire, sa surface inégale, ses bords livides; la destruction des tissus se fait avec la plus grande rapidité. La douleur ressentie par les malades est aiguë et brûlante, semblable à celle que ferait éprouver la cautérisation. La suppuration acquiert une odeur tellement insupportable et fétide qu'on ne peut la sentir sans éprouver du malaise, de la céphalalgie, des coliques suivies de diarrhée, tous accidents d'intoxication. L'ulcération marche avec une promptitude extrême. Des membres sont alors réduits en peu de temps en une bouillie noire et infecte, laissant suinter le sang dont elle est imbibée. Les parois des viscères sont détruites. Le foie, le cœur, la trachée ont été mis à nu en quelques heures. Ici la cautérisation au fer rouge n'arrête pas toujours les progrès du mal: dans certains cas on l'a même vue donner à l'affection une nouvelle intensité.

Enfin, à côté de ces observations, disons, avec les auteurs du Compendium de chirurgie, qu'il existe une forme de pourriture d'hôpital chronique. Dans ce cas, la maladie ne s'étend pas beaucoup en largeur ou en profondeur; elle persiste longtemps à l'état d'affection locale, sans faire de progrès. Elle est toujours très-rebelle aux moyens thérapeutiques employés pour la combattre, paraît quelquefois prête à se guérir, puis reprend tout à coup de l'intensité pour en revenir au même point, et se maintient ainsi très-longtemps après des alternatives d'amélioration et de recrudescence.

Après cette description, nous ferons remarquer que, dans cette forme chronique de la pourriture d'hôpital, les phénomènes morbides sont à peu près les mêmes que ceux qui existent dans l'affection décrite sous le nom de mal perforant du pied. Dans cette dernière maladie, en effet, qui se développe à la plante des pieds mal conformés et à peau délicate, au niveau de saillies osseuses exagérées, l'ulcération qui la constitue, et qui est environnée de callosités épidermiques épaisses, présente un fond grisâtre ayant peu de tendance à la cicatrisation. De temps en temps une amélioration se produisant, la profondeur de la plaie diminue, puis une sorte de gangrène moléculaire s'empare de leur tissu. L'ulcération gagne en profondeur et se recouvre d'une exsudation pseudo-membraneuse, mince et grisâtre, semblable à l'eschare pulpeuse développée sur les plaies atteintes de gangrène nosocomiale.

DEUXIÈME PARTIE.

DIAGNOSTIC.

I. Avant d'examiner les altérations avec lesquelles la complication diphthéroïde contagieuse des plaies pourrait à la rigueur être confondue, considérons brièvement ce qu'elle est, indiquons en les résumant d'une façon rapide, tous les caractères qui lui sont propres.

Quel que soit son début, sa forme, elle aboutit toujours à détruire les tissus de proche en proche. C'est donc, comme nous l'avons dit, *une gangrène ulcéreuse moléculaire*, et de plus, *contagieuse*, se manifestant par une douleur vive, constante, analogue à celle que produirait une cautérisation continue. Son eschare humide, pulpeuse, grisâtre et mince est très-adhérente aux tissus sur lesquels elle est placée, elle subit une prompte décomposition putride, et s'élimine par une fonte putrilagineuse graduelle.

C'est une maladie le plus souvent toute locale; et si des phénomènes généraux apparaissent, c'est toujours très-tardivement, longtemps après la manifestation des altérations morbides développées sur la solution de continuité. Ces phénomènes généraux sont d'abord le résultat d'une réaction inflammatoire sympathique, puis la conséquence d'une intoxication de l'organisme par les matières putrides passées dans le torrent circulatoire.

Cette gangrène ulcéreuse moléculaire, le plus souvent appelée *pourriture d'hôpital* est presque toujours amenée par l'arrivée, à la surface des plaies, de matières miasmatiques pourvues, sous l'influence de certaines conditions, d'un degré de septicité excessif.

Avec notre illustre maître, M. le Dr Maisonneuve, nous admettons aussi que les liquides placés à la superficie d'une solution de continuité peuvent acquérir les propriétés virulentes capables de la faire naître, sous certaines influences de pansements vicieux ou trop relâchants, et d'une température humide et chaude.

Ainsi, agrandissement de la plaie avec rougeur et tuméfaction de ses bords, excavation ulcéro-gangréneuse de son fond, et douleur vive et continue avec eschare mince et savonneuse intimement liée aux bourgeons charnus, tels sont les signes particuliers de la maladie que nous étudions.

Tout ceci nous empêchera de la confondre avec l'altération assez fréquente des plaies, produite par un écart de régime ou l'application d'un topique irritant, ou encore le déplacement brusque de l'appareil placé à leur surface. Toutes ces causes peuvent amener, en effet, une légère inflammation de la solution de continuité, caractérisée par de la tuméfaction douloureuse, de la rougeur et la sécrétion d'une couche albumineuse qui recouvre la surface suppurante. La plaie qui prendrait cet aspect pourrait en imposer quelques instants; mais dans ce cas il n'existe pas de douleur cuisante, comme dans la pourriture d'hôpital; il n'y a pas non plus d'ulcération produite, ni d'eschare pseudo-membraneuse. Enfin un simple cataplasme émollient, avec la diète et le repos, suffira pour faire disparaître cette altération.

Bien souvent un simple embarras gastrique fébrile ou une fièvre typhoïde survenant chez un blessé, déterminent, pour peu qu'ils aient de durée, le déssèchement de la plaie, puis la formation d'une eschare, mince, humide et friable, adhérente aussi aux bourgeons charnus sur lesquels elle s'est développée, s'en séparant dès que la maladie générale qui l'a occasionnée est jugée. Il faudrait dans ces cas faire bien peu d'attention à la succession des phénomènes morbides pour commettre une méprise. Ici, en effet, les symptômes généraux précèdent les symptômes locaux; il y a ébranlement de l'organisme entier, fièvre et troubles divers, avant la production d'aucune altération à la surface de la solution de continuité. La complication dont nous nous occupons, une fois survenue, suit les phases de l'affection générale dont elle n'est qu'un symptôme accessoire et cesse avec elle; l'eschare formée tombe tout d'une pièce ou par plaques assez larges, laissant à nu des bourgeons charnus parfaitement conformés. Jamais d'ailleurs cette maladie ne pénètre profondément dans les tissus; elle n'est pas ulcéro-gangréneuse, ni contagieuse. Son eschare n'a pas la mauvaise odeur que l'on constate dans la dégénérescence putrilagineuse, et quand, cette modification de la plaie se produit, toute son étendue en est affectée; il ne reste pas d'îlots indemnes et marchant vers la cicatrisation comme dans la gangrène nosocomiale.

La forme pulpeuse hémorrhagique pourrait faire croire à une hémorrhagie de la superficie de la solution de continuité, surtout si l'on se trouve en présence d'ulcères scorbutiques. Mais les douleurs cuisantes et continues propres à la complication diphthéroïde contagieuse des plaies n'existent pas. Il n'y a pas non plus la putridité, ni l'ulcération, ni l'eschare envahissante de la gangrène humide. Avec les renseignements du malade sur la façon dont le mal s'est produit, il sera bien difficile de ne pas éviter l'erreur. La couche de caillots mêlée à la fonte putrilagineuse et ulcéreuse des tissus a une teinte grisâtre bien différente de la coloration franchement rouge-brunâtre, donnée par une hémorrhagie à la surface des ulcères scorbutiques. Ces ulcères ont de plus une marche tout à fait chronique; ils sont accompagnés d'un état général particulier, caractérisé par un sentiment de lassitude et de faiblesse extrême, le gonflement, l'ulcération et le saignement des gencives, l'apparition d'ecchymoses sur divers points du corps, la pâleur de la face et l'œdème des membres inférieurs.

Des contusions légères des bourgeons charnus sur une plaie en voie de cicatrisation ayant amené une légère ecchymose formant une tache brune ou violette, peuvent simuler un commencement de gangrène humide ulcéreuse. Mais la tache produite par une ecchymose ne s'accompagne pas d'excavation et de douleur, comme la forme ulcéreuse de la maladie qui nous occupe.

Delpech, dans son ouvrage sur la pourriture d'hôpital, parle d'un état ulcéreux des plaies, avec bords rouges et tuméfiés, avec fond pâle et boursouflé, qui semble un degré amoindri du mal d'hôpital. Entièrement indépendant d'un dérangement des voies digestives, cet état passe quelquefois si brusquement à l'état de pourriture franche, que Delpech le décrit comme une forme particulière que peut revêtir au début cette maladie. Le moment où cet aspect diphthéroïde des plaies apparaît, l'emploi des moyens qui réussissent à le combattre sont les raisons qui le poussent à le considérer comme une complication parente, comme une variété particulière de ce mal. Il est reconnu en effet par tous les médecins que, lorsque la gangrène nosocomiale règne dans une enceinte, les blessés qui en sont demeurés exempts ont cependant leurs plaies qui souvent cessent de marcher vers la cicatrisation. Elle deviennent sèches par atonie, et se recouvrent d'une sorte de pulpe gris-blanchâtre, ne faisant pas de progrès dans la profondeur des tissus, mais semblant annoncer qu'elles sont sous l'imminence du mal, sous l'influence de la constitution médicale qui en détermine le développement. Dans ces cas peu tranchés, il n'y a pas lieu de faire la distinction ou d'attendre. On agira comme si on avait affaire au début de la gangrène ulcéro-membraneuse elle-même, et le traitement stimulant détersif devra détruire cet état pulpeux et atonique de la solution de continuité.

La diphthérie maligne ou mal œgyptiaque, peut amener sur la peau excoriée ou dénudée seulement de son épiderme par un vésicatoire, la production de véritables fausses membranes. En présence d'une plaie couverte sous cette influence d'une épaisse couenne grisâtre et mollasse, on peut être très-perplexe, surtout si les bords de la solution de continuité se gonflent, deviennent douloureux et d'un rouge violet, en même temps qu'ils sont envahis par un érysipèle. L'incertitude du médecin sera plus grande encore, lorsque les couches les plus superficielles des fausses membranes, se ramollissant et se putréfiant, changent de couleur, prennent une coloration noirâtre et exhalent une grande fétidité. Il sera bien difficile de ne pas songer à la gangrène humide moléculaire, si sous la dépendance de la cause miasmatique et interne ayant amené l'exsudation fibrineuse, il s'est développé simultanément un érysipèle gangréneux du pourtour de la solution de continuité. On évitera l'erreur pourtant, en considérant que les pellicules fibrineuses exsudées à la surface du derme sont séreuses et lactescentes à leur début, et ressemblent un peu plus tard aux fausses membranes mollasses de la pleurésie. D'abord mince, cet exsudat devient de plus en plus épais, les couches qui se forment profondément soulevant celles qui ont été sécrétées les premières. Quoique très-adhérent à la partie sur laquelle il siége, il ne l'ulcère point. Enfin, en même temps que ces fausses membranes se développent sur l'enveloppe cutanée, ou peu après, il est rare qu'il ne s'en forme pas sur la muqueuse nasale, pharyngienne, trachéale, ou sur la muqueuse du vagin ou du prépuce. Dans quelques cas même ces manifestations de la diphthérie du côté des muqueuses précédent celles qui se produisent à la superficie du derme. Avant que ces exsudations fibrineuses n'apparaissent, on constate presque toujours, chez ceux qui en sont atteints, de la tristesse, de la torpeur et une lassitude extrême. Ces fausses membranes ne sont pas inoculables, ainsi que l'ont établi les expériences faites sur eux-mêmes par MM. Trousseau et Peter. La diphthérie est seulement contagieuse, tandis que la pourriture d'hôpital est à la fois inoculable et contagieuse. L'exsudation pseudo-membraneuse de la diphthérie est la conséquence d'une intoxication générale de l'économie se traduisant par une altération particulière du sang, signalée par M. le Dr Millard, puis par de l'albuminurie. Dans la complication diphthéroïde contagieuse des plaies, il n'y a pas d'albuminurie; la maladie reste le plus souvent locale, et, quand des phénomènes généraux surviennent dans les formes graves, ces accidents morbides sont toujours des symptômes d'infection putride qui succèdent à l'altération de la plaie.

Quant à différencier le phagédénisme accompagnant parfois les chancres mous, de l'altération qui fait le sujet de notre étude, nous ne l'essayerons pas. Il y a pour nous analogie complète entre les deux complications. Nous dirons même que la matière virulente qui produit et le chancre mou et son phagédénisme, nous paraît pourvue de propriétés absolument identiques à celles que possèdent les substances animales septiques amenant la complication diphthéroïde contagieuse des plaies.

Enfin on ne confondra pas l'ulcération qui est le résultat de la gangrène humide nosocomiale avec les ulcérations à marche lente amenées par certains chéloïdes ou tumeurs épithéliales et fibro-plastiques du derme décrites sous le nom d'esthiomène. Les renseignements que donnent dans ces cas les malades empêcheront presque toujours la méprise. Ordinairement dans ces circonstances des tubercules plus ou moins rougeâtres et non des vésicules, précèdent la formation de l'ulcération à fond grisâtre et légèrement pulpeux, à bords violacés et comme taillés à l'emporte-pièce, ayant débuté sur la peau saine ou sur du tissu de cicatrice.

Voici pourtant une circonstance dans laquelle nous avons pensé à une gangrène humide ulcéreuse à forme chronique. Dans ce cas où nous étions fort embarrassé, notre maître, M. le professeur Le Fort, diagnostiqua une altération chéloïde de la peau. Nous relatons ici ce fait, pour montrer combien dans certaines occasions, malgré que l'esprit soit prévenu et demeure attentif, on peut avoir d'hésitation.

Il s'agissait d'une femme assez obèse, âgée de 28 ans, d'un tempérament légèrement lymphatique :

Philomène Duplay, femme Bernard, journalière, entre à l'hôpital Cochin, le 2 juillet 1871, pour une ulcération de la largeur d'une pièce de un franc, placée vers le milieu de la face plantaire du pied gauche.

Il y a quatre ans, cette malade avait été atteinte de la même affection. Seulement au lieu de siéger tout-à fait à la plante du pied, le mal avait débuté vers son bord interne. Au dire de cette femme, la gêne apportée par des bottines étroites avait été la cause première de sa maladie. Une petite élevure remplie de sérosité roussâtre s'était d'abord développée au point comprimé. Après s'être rompue et avoir laissé échapper le liquide qu'elle contenait, cette sorte d'ampoule avait fait place à une ulcération qui peu à peu avait gagné en largeur et en profondeur. Entrée à cette époque à la Charité dans le service de M. le professeur Gosselin, elle avait été guérie de son mal au bout de cinq mois de traitement par les bains sulfureux et des applications topiques à peu près continues d'une solution de tartrate ferrico-potassique.

Depuis un mois environ, cette femme sans cependant avoir été soumise à de trop grandes fatigues, a vu se reproduire la même série d'accidents à la plante du pied, sur le bord de la cicatrice rosée et peu élevée ayant pris la place de l'ancienne ulcération. Au niveau du milieu de l'espace qui sépare le premier du second métatarsien, absolument comme la première fois, il s'est produit une petite vésicule remplie de sérosité roussâtre qui s'est écoulée au dehors, et à laquelle a succédé une petite ulcération à fond grisâtre et pulpeux donnant un écoulement peu abondant d'un pus mal lié et fétide.

Autour de cette ulcération principale, large avons-nous dit comme une pièce de un franc, il en existe de plus petites qui ont commencé de la même manière et qui ont le même aspect, c'est-à-dire un fond sale, recouvert d'une espèce de fausse-membrane gangréneuse et putride, très-adhérente aux tissus sous-jacents : les bords de cette solution de continuité sont durs, épais et violacés comme taillés à l'emporte-pièce; ils vont chaque jour s'élargissant. Aucune parcelle d'os nécrosé n'est sortie de cette plaie.

Le traitement institué consiste en bains sulfureux tous les trois jours, et application sur la plaie d'une solution contenant 10 grammes de tartrate ferrico-potassique par litre d'eau.

Le 16 juillet, l'ulcération qui d'abord avait cessé de grandir et était demeurée un certain temps stationnaire, s'améliore. Son fond est d'un rouge vermeil, plus superficiel et tapissé par des bourgeons charnus bien conformés.

Enfin chaque jour, bien que la cicatrisation soit lente à

se produire, un mieux sensible se manifeste. La malade à peu près complètement guérie, quitte l'hôpital dans les derniers jours du mois d'août. Fin novembre une récidive légère s'étant déclarée a été rapidement combattue à l'aide des mêmes moyens thérapeutiques.

Ici le début, l'aspect de l'ulcération, sa marche graduelle, nous avaient fait supposer, ainsi que le traitement employé par M. le professeur Gosselin, que nous avions affaire à une forme chronique et spontanée de grangrène moléculaire contagieuse. M. le docteur Le Fort attribuant cette variété de mal perforant à une sorte de dégénérescence kéloïde de la peau, nous ne tentâmes pas l'inoculation de la substance pulpeuse aux environs de l'ulcération.

Les gangrènes dites spontanées, ou sous la dépendance d'embolies, d'intoxication générale, d'artérite, de phlébite ou d'inflammation des petits capillaires (Delpech et Dubrueil), ne procédant pas de la même façon que la forme de gangrène que nous étudions, s'accompagnant très-souvent d'arrêt de la circulation dans les artères qui viennent alimenter la partie frappée de mort et momifiée, ne seront jamais confondues avec elle.

Mais quand spontanément, sur un tissu de cicatrice, ou sur la peau dépourvue ou non de son épiderme, la variété vésiculo-pustuleuse et maligne de la pourriture d'hôpital viendra à se développer, on pourrait la confondre avec la pustule maligne au début.

Pourtant, dans cette dernière affection, l'aspect de la vésico-pustule est différent. L'ulcération gangréneuse qui lui succède demeure plus circonscrite; le gonflement inflammatoire rouge violacé qui l'entoure, est plus considérable et moins limité. Les accidents généraux d'intoxication surviennent aussi plus vite qu'après la complication diphtéroïde contagieuse des plaies.

Néanmoins, il sera bien difficile d'établir la distinction entre les deux affections gangréneuses, si, comme il nous est permis de le supposer, sur une plaie a été déposée par une mouche ou autrement, la matière virulente qui amène la pustule maligne. Un gonflement et une inflammation moindres des bords de la solution de continuité, ainsi qu'une marche plus lente dans la mortification des tissus, seront toujours le propre de la pourriture d'hôpital à forme maligne.

Cependant, malgré ces différences, il y a lieu, croyons-nous, de faire ici une remarque importante. Nous nous trouvons en présence de deux affections virulentes à peu près identiques dans leur marche et dans leur essence.

Toutes deux, en effet, peuvent amener, comme le chancre mou et le chancre induré, un état constitutionnel particulier. Cet état général, pour toutes deux, est de nature gangréneuse. Toutes deux prennent leur source dans des matières animales, altérées d'une même façon.

C'est une altération presque du même ordre qui paraît amener aussi le tubercule anatomique, et le phlegmon gangréneux qui très-souvent lui succède.

A côté de cette observation, nous en ferons une autre d'une portée plus générale, mais qui nous semble aussi logique, et nous dirons que les anthrax malins, les phlegmons gangréneux dits spontanés, la variole, les érysipèles, le charbon, le choléra etc., sont tous des maladies pestilentielles de la même espèce que celles qui succèdent à l'intoxication de l'organisme entier par la pustule maligne, ou la pourriture d'hopital locale. L'intestin et la muqueuse pulmonaire sont très-fréquemment les voies d'introduction des miasmes qui engendrent ces affections.

Enfin de tous ces rapprochements, de toutes ces comparaisons et analogies, nous conclurons que l'altération subie par les matières animales devenant virulentes est toujours la même. C'est toujours la même substance, pourvue des mêmes propriétés qui donne naissance, tantôt à la pourriture d'hôpital, tantôt au typhus, à la pustule maligne, aux chancres mous ou indurés, aux tubercules anatomiques etc. Des différences dans les voies d'introduction, des différences dans l'intensité de la modification subie par ces substances appelées miasmes, produisent seules des résultats dissemblables.

TROISIÈME PARTIE

NATURE DE LA MALADIE.

La complication diphthéroïde contagieuse des plaies est, nous l'avons répété bien des fois, une forme particulière de gangrène. C'est une gangrène ulcéreuse, moléculaire, inoculable et contagieuse, produite par le dépot à la surface d'une solution de continuité, d'un miasme développé au sein des matières animales en voie de putréfaction.

Malgré la grande autorité de Delpech, cette affection est bien en effet une gangrène, mais une gangrène de nature chimique qui envahit progressivement les tissus, vu sa contagiosité. Si son eschare humide et pulpeuse, comme celle que produisent les alcalis, n'est pas séparée des parties vivantes par un sillon apparent, et subit rapidement la dégénérescence putride comme les tissus des organismes tués par la foudre, c'est que la mortification est, nous le disons encore, maléculaire. La destruction de la couche la plus superficielle de la plaie à peu près terminée, les parties placées au-dessous s'imbibent pour ainsi dire de matières virulentes qui les tuent à mesure qu'elles pénètrent ou se propagent dans leur épaisseur. D'où il suit que dans le fond de la plaie, le travail de séparation entre le mort et le vif, n'a pas le temps de se faire ou ne s'aperçoit pas, tandis que sur les bords taillés à pic de la solution de continuité, on voit tout le temps que persiste la maladie, une coloration rouge qui recule toujours devant l'envahissement progressif de leur substance. Cette coloration rosée ne nous semble pas seulement inflammatoire, elle nous paraît être encore le résultat d'un commencement de travail d'élimination des parties mortifiées. Les tissus contaminés se détruisent, avons-nous dit, comme ces trames légères qui une fois enflammées, si on n'y met obstacle, brûlent entièrement et de proche en proche, sans presque laisser de cendres. Leur dégénérescence putride, s'accomplissant sur place, le résidu solide final de la mortification est tellement mince qu'il s'élimine insensiblement, entraîné peu à peu par les liquides formés ou mis en liberté.

Quelle est maintenant la nature de l'altération subie par les matières animales dites miasmatiques ou virulentes, cause de tout le mal? Quelle modification ont-elles éprouvée, pour amener ainsi la gangrène des tissus au contact desquels elles arrivent? Enfin quels changements amènent-elles dans les tissus qu'elles envahissent?

Voici comment M. le professeur Robin envisage ces questions dans un mémoire lu en 1863 à la Société de biologie.

« Les miasmes et virus, dit-il, sont des particules de substances organiques, animales ou végétales, commençant à se décomposer, et tenues en suspension dans l'air ou les liquides.

« Or les premiers modes d'altération de la substance organisée consistent en certains changements dits catalytiques, qui surviennent dans les parties constituantes des humeurs et des éléments anatomiques solides.

« Ces substances ont bien conservé toutes leurs qualités physiques, mais, au point de vue dynamique, elles ont acquis la propriété de transmettre à toute autre substance organique saine, un état d'altération analogue au leur ; elles sont devenues virulentes. Cet état spécifique, elles le communiquent graduellement, molécule à molécule, par simple contact, lors même qu'elles soient en quantité minime.

« Par cette catalyse elles ont éprouvé des modifications isomériques, c'est-à-dire un simple changement dans la *manière d'être* de leurs molécules. Leurs caractères physico-chimiques ne sont presque pas altérés.

« Cet état est bien voisin de la putridité, mais il n'est pas la putridité. Dès que celle-ci survient en effet, la virulence disparaît. Tant qu'elle ne s'est pas produite, les matières modifiées isomériquement conservent leurs propriétés virulentes, et elles les gardent un temps considérable, lorsqu'elles sont désséchées sans décomposition par la chaleur ou un autre agent. Cet état isomérique des substances organiques est au contraire détruit par l'influence qu'exercent sur elles les composés sulfurés et autres (carbonates et sulfhydrate d'ammoniaque-hydrogène carboné et phosphoré, associés à des acides gras, volatils), conséquences et preuves de la putridité.

« Rien n'est vital dans la production de ces états isomériques, dits virulents, des substances organiques placées dans certaines conditions actuellement déterminées. Rien n'est vital, non plus, dans la transmission graduelle de ces états, transmission qui s'accomplit d'après les lois mêmes des actions qui les ont amenées. Il n'y a de vital ici que les troubles que ces modifications ainsi transmises suscitent dans les propriétés naturelles de la substance organisée, jusque là demeurée saine. Ces actes, ayant seulement pour siége des composés chimiques non définis, rentrent dans l'ordre des actions chimiques dites indirectes, de contact ou catalytiques, dans lesquelles se rangent les fermentations. Ramenés à une même conception générale, ils sont assimilables définitivement aux actions de présence provoquées par le contact des acides étendus et d'autres agents chimiques proprement dits. »

De l'exposé rapide des principales idées émises dans cette analyse admirable des altérations que subit la substance organiseé, nous conclurons : que la modification isomérique subie par la matière, qui constitue le miasme, amène à la surface des tissus au contact desquels elle arrive une modification identique, que cette altération précède toujours la dégénérescence putride, et peut en être considérée comme la cause même.

A côté de ces données fournies par notre maître, plaçons celles que produit l'observation des phénomènes morbides, appartenant à la complication diphthéroïde contagieuse des plaies. Comparons la manière dont le miasme qui engendre cette affection détruit nos tissus au mode d'action d'autres agents destructeurs qui nous paraissent analogues. Nous aurons alors, croyons-nous, la connaissance complète de la façon d'agir de ce miasme, nous saurons quelle est sa nature. Il nous sera enfin permis de comprendre ce qu'est sa modification isomérique, et l'essence de la catalyse qu'il exerce.

Son eschare, avons-nous dit, est humide et adhérente aux tissus, comme celle produite par l'ammoniaque. Les bourgeons charnus placés au-dessous d'elle ont, nous l'avons constaté avec le papier bleu de tournesol, une réaction acide, tandis que ceux qui sont indemnes ont une réaction nettement alcaline.

L'eschare produite par le pôle négatif d'une pile à faible courant pouvant déterminer l'électrolyse, nous offre aussi les mêmes apparences. Elle ressemble en tous points à celle qui est amenée par la complication diphthéroïde contagieuse des solutions de continuité. Dès que le courant passe au niveau de l'aiguille électro-négative enfoncée dans les tissus, ceux-ci sont immédiatement décomposés chimiquement. Leurs humeurs et leurs molécules solides éprouvent une modification identique à celle qui a lieu dans l'analyse de l'eau, identique à celle qui se produit dans la décomposition du sulfate de cuivre pour la galvanoplastie.

L'hydrogène se rend immédiatement vers le pôle négatif, et se dégage, tandis que l'oxygène et les corps oxygénés ou acides restent à la surface des bourgeons charnus, et leur donnent alors leur réaction acide.

Mais l'oxygène et tous les composés acides sont électro-négatifs. Restant à la surface des tissus qui, pour nous servir de l'expression de Faraday, constituent l'électrolyte, ils se conduisent comme électrodes négatifs. Leur action s'ajoute à celle de l'aiguille électro-négative enfoncée dans l'épaisseur des organes, et amène lentement leur décomposition chimique.

De l'identité d'aspect du résidu produit par la cautérisation par électrolyse, avec celui causé par la complication diphthéroïde contagieuse des plaies, de la dégénérescence putride rapide de l'un comme de l'autre, semblable à celle qui envahit les cadavres des individus tués par le choléra ou par la foudre, du sentiment de brûlure qui accompagne la marche envahissante de la gangrène ulcéreuse moléculaire ou le phagédénisme, et qui ressemble entièrement à celui que fait ressentir la cautérisation électro-chimique, enfin de la réaction toujours acide de la surface de la solution de continuité débarrassée des matières décomposées qui la recouvrent, nous avons bien certainement le droit de conclure que le miasme qui engendre des altérations entièrement semblables à celles que détermine l'électrode négatif de la pile de Daniell, est pourvu de propriétés complétement identiques.

Donc la modification isomérique de ce miasme est de nature électrique. Donc ce qui lui donne sa force catalytique, c'est sa nature électro-négative. Donc enfin la complication diphthéroïde contagieuse des plaies, le phagédénisme, n'est autre chose qu'une combustion lente, moléculaire, de nature chimique, une véritable électrolyse déterminée par des miasmes apportés ou produits à la surface des solutions de continuité, y demeurant et s'y propageant par catalyse, gangrénant et ulcérant graduellement les tissus. L'air pourvu, comme ces matières animales en train de s'altérer, de propriétés électro-négatives prononcées, l'air chargé d'ozone, par la foudre ou autrement, pourra à lui seul constituer le miasme, et amener les mêmes résultats.

La brûlure produite dans les tissus par les agents miasmatiques ou virulents, ne ressemble nullement à celle produite brusquement par la chaleur ou le froid. Ces derniers agents physiques, en effet, coagulent les liquides contenus dans les vaisseaux, ou qui en ont été mécaniquement extravasés.

Au contraire, l'électrolyse, marchant lentement, et déterminant une altération qui se propage successivement d'une molécule vivante aux molécules voisines, modifiant isomériquement et les solides et les liquides, fluidifiant ces derniers, amène la gangrène ulcéreuse moléculaire des parois vasculaires, puis des hémorrhagies plus ou moins abondantes, et toujours l'écoulement de liquides séreux et rougeâtres, appelés ichor, devenant rapidement fétides par suite de leur prompte dégénérescence putride. Le miasme qui engendre le choléra se comporte de même L'électrolyse qu'il provoque dans l'organisme aboutit en dernier ressort à l'expulsion au dehors de tous les fluides de l'économie, à travers l'intestin, la peau, et toutes les membranes vasculaires. De tout ce qui précède découlent encore certaines considérations générales, qui bien que ne rentrant pas dans notre sujet, s'y rattachent pourtant. Elles nous semblent beaucoup trop importantes pour être négligées, et ne pas être exposées ici.

1° Constatons d'abord l'identité d'action de toutes les substances organisées animales, modifiées isomériquement.

Soit qu'elles exercent leur force catalytique comme virus, vaccinal, anatomique, charbonneux ou syphilitique ou autre, ou bien qu'elles propagent leur altération en tant que miasmes, et donnent alors naissance au typhus, à la fièvre typhoïde, au choléra ou aux diverses fièvres éruptives, ces substances agissent par électrolyse. La vapeur d'eau de l'atmosphère qui n'est plus alcaline ou à l'état neutre, qui devient acide, et par cela même électro-négative, se comporte d'une façon absolument identique. Ainsi modifiée, elle peut donner lieu aux épidémies des affections que nous venons d'énumérer. Dans cette altération réside *l'essence du génie épidémique* : sous sa dépendance est *la constitution médicale.*

Quand, sous ces influences actuellement ainsi déterminées, les tissus ont eu leurs humeurs et leurs particules solides chimiquement décomposées, des sulfhydrates et carbonates d'ammoniaque, etc., baignent leur substance, circulent dans leur épaisseur. Alors surviennent les symptômes de l'infection putride. Dans le typhus, la fièvre typhoïde, la fièvre puerpérale, ce sont ces manifestations que l'on observe. Les accidents généraux de la complication diphthéroïde contagieuse des plaies, sont de la même nature.

Certaines de ces maladies virulentes, la pustule maligne, la complication diphthéroïde contagieuse des plaies, la syphilis, le virus-vaccin, amènent parfois des modifications générales de l'organisme, différentes de celles que nous venons d'exposer, et donnant lieu à ce que l'on désigne du nom d'*état constitutionnel.* Les manifestations de cet état se rapprochent pourtant très-souvent des précédents. Beaucoup d'entre elles, en effet, revêtent la forme putride ou gangréneuse. Alors apparaissent les eschars dues au charbon, à la gangrène humide nosocomiale constitutionnelle, les bubons de la peste, les ulcères à odeur putride qui appartiennent à la syphilis.

Quelques-uns de ces accidents sont même susceptibles de se transmettre de la mère au fœtus, *ils sont héréditaires.*

Le temps que l'organisme met à subir toutes ces évolutions, varie pour chacune de ces maladies. *Leur incubation* est plus ou moins longue.

2° La seconde observation sur laquelle nous désirons appeler l'attention, a trait surtout à la physiologie. Elle doit nous permettre de nous expliquer un peu comment se produisent les actes de désassimilation et l'élévation de température dans la fièvre.

La plupart des humeurs de notre économie, le sang comme un grand nombre de sécrétions, possèdent l'état alcalin.

Il y a pourtant certaines sécrétions légèrement acides. Parmi elles, les plus importantes sont celles qui agissent à titre de ferments. Leur but est de rendre, par catalyse, assimilables à l'organisme les matières qui lui sont apportées du dehors pour son entretien. Si nous considérons que ces produits de sécrétion appartiennent à des glandes à conduits excréteurs ordinairement longs ou tortueux, il nous sera permis de supposer que la réaction acide qu'ils possèdent, est le résultat d'un commencement de décomposition chimique des cellules de mucus, ou des liquides passés de l'intérieur des vaisseaux dans les culs-de-sac glandulaires.

Leur acidité peu marquée, mais pourvue de propriétés électrolytiques, amène la destruction mécanique et chimique des aliments au contact desquels ils sont placés. La dissociation de ces matières alimentaires effectuée, leur réduction en une poudre impalpable terminée, ce résidu d'atomes plongé dans les liquides alcalins qui pleuvent de toutes parts dans la cavité de l'intestin, parcourt avec eux la surface du tube digestif, et passant au travers des parois des vaisseaux, est entraîné dans le torrent circulatoire. Emporté par lui dans les parties les plus reculées de notre être, il s'y fixe et y demeure, jusqu'à ce que toutes les molécules qui le constituaient, modifiées isomériquement à leur tour par l'oxygène inspiré, et comburées dans nos tissus, soient expulsées au dehors par les nombreuses voies d'excrétion, après avoir fourni chacune leur élément de chaleur atomique.

Si des ferments extérieurs s'introduisent dans l'économie, s'il s'en forme de nouveaux dans nos tissus, par suite de modifications purement vitales ou autres, ceux-ci agissant par leurs propriétés catalytiques, comburent et détruisent nos organes. Ils amènent comme résultat final, l'acidité plus prononcée des humeurs, leur âcreté, et enfin l'amaigrissement, ainsi que l'élévation de température de la fièvre.

3° Passant maintenant de cette étude sur la destruction momentanée de nos tissus pendant la fièvre, à l'examen de ce qui se produit en nous après la mort, nous dirons que, comme l'a indiqué M. le Dr Laborde, le premier signe de la mort réelle se manifeste par l'oxydation d'aiguilles d'acier brillant enfoncée dans les tissus sains. Cette oxydation est en effet la preuve du commencement de décomposition chimique, acide, de l'organisme. Dès qu'on l'apercevra, il sera permis de cesser les moyens d'action employés pour rappeler la vie.

La vie ne se maintient en effet dans les organes et dans le corps humain tout entier que par un consensus parfait entre les forces physiques et surtout électriques, les forces chimiques et la force vitale. Cette dernière peut être en effet considérée comme étant retournée vers la source divine d'où elle émane, quand dans les tissus les plus importants les modifications électrolytiques et chimiques dont nous avons parlé se sont produites.

Lorsque la désorganisation électrique des molécules des tissus, pour parler suivant Grothus, a commencé à se développer ou s'est produite par suite de la disparition plus ou moins complète de la force vitale, alors la désorganisation chimique arrive, et la dégénérescence putride est le dernier terme de ce qui a vécu, de ce qui a été organisé.

La décomposition chimique des organes est au contraire, dans certains cas, la cause du départ de la force vitale, de ce souffle qui anime notre organisme.

L'analyse que nous avons donnée des symptômes fébriles; les idées que nous avons exprimées sur leur nature, nous font en effet comprendre que souvent de l'excès d'acescence ou d'acrimonie des humeurs résultent les troubles et les altérations de la santé. Par excès d'acescence ou d'acrimonie il faut entendre, avec Sylvius, l'excès d'acidité ou d'alcalinité des liquides qui baignent nos organes et les constituent. En maintenant une bonne pondération entre ces deux états si opposés, extrêmes, on arrive à consolider ou retenir la vie dans ses meilleures conditions matérielles.

Si nous considérons enfin l'emploi thérapeutique que l'on a fait de la matière virulente produite par la complication diphthéroïde et contagieuse des plaies, pour modifier certains ulcères ou détruire certaines tumeurs, l'inoculation du virus vaccin comme préservatif de la variole, nous nous sentons pénétrés de la plus grande admiration pour la science des anciens alchimistes. Nous nous expliquons alors l'action de cette mumie préconisée, ainsi que nous l'apprend M. le professeur Trélat, par les anciens médecins et surtout par Paracelse, Bérenger de Carpi et Wurtzius. Ce baume des baumes, comme l'appelle Paracelse, était obtenu par la condensation de l'haleine d'un jeune homme, la dessiccation du sang, la poudre de cadavres humains conservés ou momies. Toutes ces substances constituaient la mumie, l'un des plus précieux arcanes des temps passés, substance médicamenteuse pourvue de propriétés merveilleuses. Les propriétés catalytiques de cette matière organisée non décomposée d'une façon complète l'avaient fait introduire dans la thérapeutique de ces temps reculés. Son action curatrice, dans certains cas, méritait bien l'admiration, elle amenait en effet à cette pensée qu'il y a dans la mort des éléments de vie.

De toutes ces considérations que nous avons exposés sur la nature de la maladie que nous étudions, sur celles des miasmes et virus, leurs propriétés contagieuses et inoculables, il résulte que, pour nous, les bactéridies décrites par M. Davaine sont les conséquences, et non la cause des maladies charbonneuses et de leur propagation. Ces corpuscules végétaux filamenteux ne se développent, ne se multiplient en effet, que parce que le milieu dans lequel ils arrivent est favorable par son acidité à leur conservation, à leur existence, à leur reproduction. Les mouvements qu'ils possèdent, dont ils sont animés, paraissent n'être que des mouvements browniens.

PRONOSTIC.

La complication diphthéroïde contagieuse des plaies est toujours une maladie grave, surtout quand elle revêt le caractère épidémique. Livrée à elle-même, elle tend à la destruction des parties qu'elle intéresse, et peut amener la perte d'un membre, compromettre la vie. On l'a vue quelquefois cependant guérir spontanément.

Son pronostic varie suivant qu'elle est aiguë ou chronique, suivant les parties qu'elle envahit, l'étendue ou la forme qu'elle prend. Cette affection aura en effet des conséquences d'autant plus fâcheuses qu'elle atteindra des individus plus débilités, des organes plus importants. La variété fongueuse hémorrhagique est de toutes celle qui marche le plus promptement vers une terminaison funeste.

Si elle atteint des solutions de continuité profondes, elle est très-opiniâtre, récidive avec facilité, et entraîne souvent des délabrements considérables. Sa guérison au coutraire. peut être assez promptement obtenue, si elle se montre sur une plaie simple et peu étendue, séparée des parties profondes par des plans aponévrotiques serrés. Dans les régions abondamment pourvues de tissu cellulaire, comme le jarret, le pli du coude, l'aisselle, elle fait des progrès très-rapides. Elle amène des accidents généraux souvent mortels, quand elle envahit le foyer d'une fracture ou l'intérieur des articulations. Alors fusant à travers les interstices musculaires, disséquant et isolant toutes les parties, pénétrant le long des vaisseaux veineux ou artériels, elle peut amener la cessation de la vie par des hémorrhagies foudroyantes, des accidents ataxo-adynamiques, l'infection putride, et le marasme.

QUATRIEME PARTIE.

TRAITEMENT.

De l'observation attentive des faits, des notions qu'elle nous révèle sur la nature, les causes et la marche de la complication diphthéroïde contagieuse des plaies, découlent les règles générales qui président au choix des substances médicamenteuses à employer contre cette affection.

Les moyens que nos maîtres nous indiquent pour combattre cette maladie, une fois déclarée, sont nombreux. Nous allons les énumérer, en les classant d'après la nature de leur mode d'action. Après, nous indiquerons ceux d'entre eux dont l'activité paraît être la mieux établie jusqu'à ce jour. De ces considérations nous tirerons enfin comme corollaire général l'étude des moyens prophylactiques.

Pour exposer méthodiquement les divers procédés arrivant à guérir cette affection, il est indispensable d'avoir bien présentes à l'esprit les modifications chimiques apportées dans nos tissus par les agents virulents qui les déterminent.

Les humeurs et parties solides de nos organes, avons-nous dit, sont alcalines. On peut les considérer comme ayant pour bases des sels ammoniacaux.

Par suite de l'action électro-negative très-marquée des miasmes ou virus contagieux, le radical de ces sels ammoniacaux, ou ammonium, après s'être séparé des équivalents d'hydrogène qu'il contenait, et qui se dégagent plus ou moins rapidement, semble se réduire à la surface de nos tissus.

L'hydrogène, mis en liberté et étant à l'état naissant, se combine facilement avec l'oxygène de l'air, et brûle lentement, graduellement à la surface du corps, laissant pour résidus des produits stéaropténiques acides, instables, qui se dédoublent facilement, donnant alors lieu à une fermentation ammoniacale ultime.

Rendre aux tissus le plus grand nombre d'éléments hydrogénés, faire qu'il s'en brûle le moins possible, telle est l'indication que le médecin doit essayer de remplir.

Les substances dites électro-positives, l'eau tiède ou froide et agissant par percussion en douches, en bains, la chaleur seule, l'éponge trempée dans l'eau et placée à l'extrémité du pôle positif de la pile de Daniel, nous aident à lutter contre les altérations produites par ces agents de virulence.

Aussi Delpech, comme beaucoup d'autres médecins, conseillent-ils, dans la complication diphthéroïde contagieuse des plaies, les essences hydrocarbonées, le camphre en poudre, l'essence de térébenthine, le jus de citron qui contient une essence de même nature, la citrène. Toutes ces substances doivent agir, en cédant une portion de leurs éléments d'hydrogène, quand ils se dédoublent au contact des tissus malades.

Les teintures alcooliques, l'eau-de-vie camphrée, les alcoolés alcalins ayant une grande affinité chimique pour les acides, se combinant avec eux, arrêtent cette maladie dans sa marche, et rendent souvent aux tissus leur état normal.

Mais les substances alcalines, à base d'ammoniaque, de soude, de potasse ou de chaux, sont celles qui rendent le plus de services. Les acides minéraux forts, l'acide chlorhydrique et sulfurique, les vapeurs de chlore et sulfureuses, enfin les sels acides à base de potasse ou de soude, tels que le tartrate ferrico-potassique, la crème de tartre, le tartrate de potasse et d'antimoine, le perchlorure de fer, la teinture d'iode en badigeonnages, tous ces corps employés purs ou en solution, produisent d'excellents effets.

Il en est de même des chlorures alcalins, et particulièrement des solutions de chlorure de soude, la liqueur de Labarraque, la solution aqueuse de chlorure de chaux (30 grammes pour 100 grammes d'eau). Leurs excellents résultats thérapeutiques paraissent tenir à ce que, suivant Grothus, elles rétablissent dans leur premier état les molécules de nos tissus électriquement désorientés par les substances miasmatiques ou virulentes.

Le charbon se combinant facilement avec l'oxygène, au contact de la lumière et sous l'influence de la chaleur, a été employé avec succès dans les cas légers. Il en est de même de ses produits pyrogénés, l'acide phénique, le phénol et la créosote.

Mais les chlorures alcalins, et particulièrement le chlorure de soude, le chlorure et hypochlorite de chaux ont encore une action bien plus énergique, plus rapide.

Voici ce que mon père le docteur Tribes, chirurgien en chef des hôpitaux de Nîmes, a reconnu, après une étude comparative des divers moyens vantés contre cette complication des plaies :

Le laudanum, étendu sur des plumasseaux de charpie, une solution assez concentrée de chlorate de potasse, la solution phéniquée n'amènent pas un amendement marqué dans les souffrances, et l'aspect dès solutions de continuité atteintes de la forme pulpeuse hémorrhagique.

L'eau chlorurée, employée dans ces circonstances, modifie promptement la surface qu'occupe cette forme de gangrène. Quelques heures de son emploi suffisent pour faire cesser les souffrances, rendre le sommeil aux malades et marquer le réveil d'un franc bourgeonnement aboutissant à la guérison.

Dans tous les cas qui se sont présentés à mon observation, ajoute encore mon père, les effets de l'eau chlorurée ont été si prompts et si efficaces, soit pour faire disparaître les douleurs, soit pour aviver la plaie et faire cesser l'ulcération pultacée développée à sa superficie, que je considère ce moyen comme le véritable spécifique des formes graves de pourriture d'hôpital, comme un des agents les plus énergiques pour la combattre.

Un des blessés soignés par lui pour cette maladie offrait une plaie par éclat d'obus, profonde, anfractueuse, située au-dessous du creux axillaire droit, s'étendant sous l'omoplate. Cette plaie, peu accessible aux topiques par ses sinuosités, fut remplie de charpie imbibée de solution chlorurée. La modification favorable ne se fit pas attendre plus de vingt-quatre heures, et la cicatrisation se fit avec la plus grande rapidité.

A coté des acides se placent les baumes de Fioraventi et du Commandeur, le baume de Tolu, le vinaigre et le vin aromatique, la poudre de tannin, le vin miellé, la poudre de camomille et de quinquina, les cataplasmes de plantain et de roses rouges, de farine de lin, de mie de pain, de même qu'à coté des alcalins viennent se ranger, l'alun en poudre ou en solution, la poudre de calomel et de sucre, les différents corps gras, l'oxyde noir de mercure, les solutions de sublimé, la décoction de noix de galle, etc., tous moyens de pansement des plaies qui, de même que l'emplâtre simple et le diachylon ordinaire, suffisent autant pour prévenir qu'enrayer les accidents dans les cas légers.

Mais quand la marche de cette affection est rapide, quand elle revêt une forme maligne, on aura alors recours aux caustiques et particulièrement aux caustiques potentiels. On emploiera de préférence à la potasse ou à la soude pure, le chlorure de zinc mélangé à quantités variables de farine de froment. L'avidité pour l'eau de la pâte de Canquoin, le ferment acide qu'elle contient, font qu'elle maîtrise ordinairement les progrès du mal, sa funeste influence.

Si ce moyen cependant n'était pas suffisant, on emploierait la cautérisation avec l'ammoniaque liquide, enfin, mais en dernier ressort seulement, la cautérisation actuelle. Celle-ci agira surtout dans la variété vésiculo-pustuleuse maligne, qui se rapproche par son aspect et son processus de la pustule maligne des maladies charbonneuses. Dans les formes graves, ulcéreuse et pulpeuse, la cautérisation au fer rouge de la surface envahie, n'est pas aussi utile. Si après avoir lavé et détergé avec une solution de sous-carbonate de potasse, les parties contaminées, le cautère n'atteint pas tous les points de la solution de continuité plus ou moins anfractueuse, la récidive pourra se produire. Quand la plaie est superficielle et unie, bien souvent la cautérisation objective suffira, et devra être préférée à l'application immédiate de l'agent calorifique sur les tissus, ce procédé apportant avec lui de cruelles souffrances. Dans certains cas cependant la cautérisation linéaire et superficielle à la périphérie de l'ulcération en voie de gangrène moléculaire, ramenait la vitalité dans les tissus atteints de dégénérescence putride, les faisait marcher promptement vers la cicatrisation.

Lorsque les désordres apportés par la complication diphthéroïde contagieuse des plaies sont tels que les principales articulations d'un membre sont ouvertes et envahies par le mal, les os et les artères dénudés sur une vaste surface, les nerfs et les muscles détruits dans une grande étendue, on peut être dans la nécessité de pratiquer l'amputation. Celle-ci doit alors non-seulement empêcher l'envahissement des tissus sains par la maladie, mais encore permettre aux forces du blessé de se relever. L'épuisement du malade par fièvre hectique, infection purulente ou infection putride arriverait certainement dans ces circonstances, si on abandonnait à la nature le soin d'éliminer les parties mortifiées, le phagédénisme ayant cessé; ou bien si on attendait qu'après une longue suppuration, la cicatrisation se produisît.

Malgré la plus sage thérapeutique dans ces cas extrêmes, la mort arrive souvent par accidents généraux d'infection putride.

Pour prévenir ou combattre ces derniers phénomènes morbides, il faudra soutenir les forces du málade par une nourriture fortifiante, — lui donner de la limonade minérale, des préparations de quinquina, quelques purgations avec l'eau de Sedlitz, le citrate de magnésie, etc.; enfin combattre par les antispasmodiques les accidents nerveux.

Dans l'étude qui nous reste à faire sur les moyens d'empêcher les manifestations multiples de cette affection dans les salles de blessés, séparées, bien entendu, des salles de fiévreux, nous n'avons pas à dire seulement qu'il faut placer les blessés dans les meilleures conditions hygiéniques possibles — faire ventiler convenablement les salles — purifier leur air de temps en temps par des fumigations vinaigrées, chlorurées, ou sulfuriques — y entretenir de bonnes conditions de chaleur, d'air et de lumière — éviter autour d'elles enfin tout ce qui pourrait y amener une grande quantité de matières miasmatiques — nous ne devons pas nous borner à conseiller l'emploi d'une propreté minutieuse dans les pièces de pansement préparées et tenues en dehors des salles. — Non, ce qu'il importe d'établir, c'est la méthode générale qu'il faut apporter dans le pansement des plaies.

Il y a lieu d'opter entre la méthode des pansements rares

et par occlusion, et celle des pansements fréquents par les anti-putrides.

Or, d'après les leçons de notre maître, M. le Dr Maisonneuve, sur les intoxications chirurgicales, d'après les notions qui nous sont données sur les antiputrides et les miasmes, il n'y a pas à garder d'hésitation. Il faut le plus souvent avoir recours aux antiseptiques.

Une méthode de pansement qui à l'avantage d'être antiputride d'une façon toujours égale et renouvelée, réunit aussi celui d'enlever ou de détruire sur place, à mesure qu'ils se forment à la surface des solutions de continuité, les germes de matières miasmatiques, qui de plus empêche l'air devenu virulent d'arriver sur les plaies, est la vraie méthode à adopter. C'est celle que M. le Dr Maisonneuve préconisait le 4 novembre 1867, à l'Académie des sciences, dans un mémoire sur les avantages de l'aspiration continue unie à l'occlusion antiseptique, pour la cure des grandes opérations et traumatisme. C'est aussi celles que la statistique démontre donner le plus de guérisons.

— Typ. A. Parent, r. Monsieur-le-Prince, 31

www.ingramcontent.com/pod-product-compliance
Ingram Content Group UK Ltd.
Pitfield, Milton Keynes, MK11 3LW, UK
UKHW021001180726
13838UKWH00003B/1417